AF297952

AVIS

AUX MÈRES ET AUX NOURRICES,

OU

CONSEILS AUX FEMMES,

Pour les Préserver des Maladies du Sein, ou les en guérir lorsqu'elles en sont attaquées.

AVEC

Des Réflexions sur les Maladies prétendues Laiteuses.

Par GIROUARD, Officier de Santé et Accoucheur, ancien Chirurgien des Hôpitaux civils et militaires.

———————

Chez l'Auteur, à la Chapelle, près Paris, à côté de l'Eglise, N°. 58, route Saint-Denis.

Et chez MARTINET, *Libraire, rue du Coq St.-Honoré.* A PARIS.

———————

AN XII.

M. DCCC. IV.

On trouve chez le même Libraire, du même Auteur,

LA ROSE SANS ÉPINES,

OU

VÉNUS AFFRANCHIE DU REPENTIR,

Par la découverte d'un moyen infaillible de neutraliser les effets du Virus Vénérien.

Déposé à la Bibliothèque Nationale ainsi que cet Avis, pour jouir du bénéfice de la loi, contre les contrefacteurs.

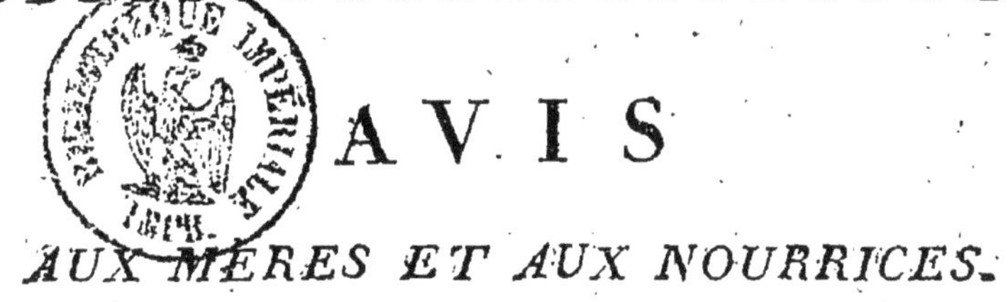

AVIS

AUX MÈRES ET AUX NOURRICES.

L'AUTEUR de la Nature ayant donné à l'homme une compagne pour le faire revivre, par les êtres auxquels elle donnerait naissance et la vie, elle fut pourvue des organes sécrétoires du lait; cette liqueur balsamique et précieuse qui devait servir de première nourriture à l'enfant: delà le devoir à remplir par celles que la fécondité rendait mères.

Les Médecins, les Philosophes et les Théoriciens, ont beaucoup écrit sur cette importante fonction, à laquelle des femmes voulaient se soustraire.

On ne voit pas les sauvages donner leurs enfans à nourrir à d'autres sauvages; ce n'est que par la civilisation, le luxe et la dépravation des mœurs, que des mères ne veulent pas donner à teter à leurs enfans : les unes pour éviter les gênes et les soins, qui ne sont rien en comparaison des avantages et du bonheur de la maternité; les autres pour conserver certains agrémens très - frivoles et passagers.

A 2

D'autres voudraient s'en acquitter, et ne le peuvent par des raisons physiques et insurmontables , telles que des déformations de sein, un mode de sensibilité locale , des altérations générales et profondes , ces affections pénibles, qui sont, pour les femmes sujettes à les éprouver sans pouvoir les vaincre, des empêchemens sur lesquels la tendresse maternelle demeure impuissante.

Combien sont estimables et heureureuses celles qui peuvent nourrir ; elles remplissent ce devoir impérieux et sacré avec toute la sollicitude ; elles mettent leur enfant à la mamelle quelques heures après l'accouchement ; le lait qui sort alors est très-sereux , possédant des vertus purgatives ; il fait évacuer avec plus de facilité le meconium, dont l'évacuation complette préserve les enfans des tranchées qui les font tant souffrir. C'est faute de se conformer à ce précepte ou cet exemple, que des nourrices obéissantes à des préjugés dangereux , diffèrent le premier essai de l'allaitement jusqu'au troisième ou quatrième jour ; l'ouverture de conduits lactifères à plus de peine à se faire, il devient plus douloureux , suivi d'engorgement , de crévasses , d'inflamation , d'abcès , ou d'un trouble général et d'une suppression subite de la secrétion du lait.

On sait que cette secrétion doit être proportionnée aux bésoins de l'enfant, si elle est trop abondante, si elle est au-dessous de cette quantité nécessaire, si enfin elle manque, il doit en résulter des maladies que diverses circonstances peuvent aggraver, et précipiter au tombeau la mère infortunée. La trop grande quantité engorge les mamelles et les rend douloureuses, si l'enfant ne peut en faire la consommation, soit par faiblesse, soit qu'ayant le filet, il est gêné dans la succion, soit enfin parce que le mamelon n'est pas formé, ou qu'il est trop gros, il faut y remédier promptement.

Il est essentiel de garantir le sein des impressions du froid, il ne faut point serrer les cordons des camisolles ou vêtemens, il faut dégorger les mamelles soit avec une pipe ou ces instrumens que l'on appelle Tettroles ou Pompes à Sein. On examine si l'enfant a le filet, et on le lui fait couper avec les attentions convenables. Si l'enfant est faible et ne fait pas la succion, souvent un simple mouvement du doigt sous la mâchoire le ranime et le met en action. Si le mamelon n'est pas formé, ou sil est trop gros, il y a des personnes très-adroites, qui peuvent y suppléer par la succion ou avec les doigts, ou même avec les petits instrumens ci-dessus. On fait garder la diète à la mère, afin de diminuer la quantité du lait qui se porte aux organes, et sur-tout éviter toute compression qui peut meurtrir des parties douées de la plus grande sensibilité.

J'ai vu des mères tourmentées des cris de leurs enfans, ne pouvant en distinguer la cause, leur donner de la bouillie, ou les gorger de syrop de chicorée composé de rhubarbe ; l'un rassasie quelquefois l'enfant dont les cris s'appaisent , et l'autre occasionne une espèce de dégoût, un dé-rangement contre nature ; il ne veut plus teter, le sein s'engorge outre mesure, et si on ap-plique des remèdes dont l'odeur répugne à l'en-fant où aux personnes qui pourraient le dégorger par la succion, le lait s'arrête et le mal aug-mente.

Lorsque le lait est au-dessous de la quantité requise, la cause est souvent cachée ; si les bons alimens ne peuvent en fournir une plus grande quantité, il est bon alors d'employer la graine d'anis ou de fenouil, ou d'autres aromates doux infusés dans du lait, du bouillon, ou de l'eau , et en faire usage j'usqu'à ce que l'on en voie l'effet. Il est aussi d'autres petites pratiques auxquelles sont attachées celles qui les ont employées , il ne faut pas les contrarier.

Si enfin le lait manque et ne peut revenir , il faut renoncer à nourrir les enfans par le teton. J'en ai vu très-bien nourris et élevés en mettant du lait coupé d'un tiers d'eau dans un biberon , ou une petite bouteille à laquelle on adaptait une éponge très-fine en forme de mamelon , ayant soin de laver l'éponge et les bouteilles tous les jours.

J'en ai vu d'autres qui présentaient leurs enfans au pis des vaches ou des chévres qu'ils savaient assez tranquilles , pour se laisser teter : mais on a remarqué que les enfans ainsi élevés , conservaient long-tems dans le caractère quelque chose d'extraordinaire. Avec des soins et des attentions on surmonte bien des difficultés ; et si la mère ou la nourrice a assez de lait , l'enfant n'aura pas besoin d'autre nourriture pendant les premiers mois : après ce temps , il est en état de prendre , une ou deux fois par jour , un peu d'alimens de facile digestion , comme du pain émié dans du lait, de la soupe au lait , du bouillon léger avec un peu de pain , ou du vermicelle : cette nourriture soulagera la mère, accoutumera l'enfant par degrés à prendre des alimens plus solides, et rendra l'instant de le sèvrer moins difficile et moins dangereux.

C'est une mauvaise habitude de donner de la bouillie, qui n'est qu'une espèce de collé capable d'empâter les enfans, et la source de beaucoup de maladies. J'ai frémi plusieurs fois en voyant donner de la bouillie à des enfans qui n'avaient point encore teté, et en leur voyant donner des syrops purgatifs, tandis que le lait, et sur-tout celui de la mère, douze heures environ après l'accouchement, est la meilleure et la plus saine nourriture de l'enfant.

Il faut se mettre en garde, toutefois que la femme ne peut fournir à l'allaitement, ou lorsqu'elle veut cesser de le faire. Le lait re-pompé ou dévié de sa route, devient délétère, imprime au sang et aux humeurs un mauvais caractère, et peut occasionner plusieur maladies, d'autant plus cachées, qu'elles ne se manifestent quelquefois que fort tard. Il ne faut jamais sèvrer un enfant subitement ; il vaut mieux diminuer peu-à-peu, et ne lui donner à teter qu'une fois par jour pendant huit ou quinze jours ; alors l'enfant peut quitter le teton, et la mère doit user de précaution pour elle-même; car le lait qui a coutume de se porter aux mamelles, les engorge lorsqu'il ne sort plus, et devient la cause des maux de sein et autres maladies. L'inflammation du sein vient le plus souvent de quelque contusion et compression violente; comme par la trop grande chaleur, ou par le grand froid auquel on aura exposé la partie; il faut y remèdier promptement. Souvent les gerçures et les crévasses du mamelon y donnent lieu. Il faut donc y porter remède : les étuis en cire valent mieux que ceux en buis, les remedes sont très simples.

L'abcès est le produit de l'inflammation qui n'a pas été arrêtée; il se trouve quelquefois à l'extérieur d'une ou des deux mamelles; mais s'il est profond, il est quelquefois sans apparence de suppuration ; c'est le plus à craindre, parce que les matières qui s'y forment, changent quelquefois de place pour se porter à d'autres parties, et occasionner les plus grands désordres, c'est delà que viennent ces différentes maladies, ces dépôts laiteux qui exigent les lumières et l'expérience des bons praticiens pour en arrêter les progrès et les suites dangereuses.

Le lait porté à la tête, à la poitrine et autres parties produit des maladies aussi fâcheuses que dangéreuses , et pour lesquelles on emploie les remèdes anti-laiteux convenables. C'est en ces occasions que e Docteur WEISSE, anciennement médecin à la cour , employoit des remèdes qui ont retiré des portes de la mort une quantité considérables de personnes : j'ai été témoin de quelques unes de ses cures, j'ai connu ses moyens qu'il m'a communiqué , ils m'ont également réussi.

L'inflammation qui paroît au déhors des seins, et se termine par un ou plusieurs points de suppuration des portions de la glande mammaire, où le lait s'est engorgé; après bien des souffrances, rend *le* sein comme criblé; les douleurs , augmentent encore si on emploie des caustiques, des instrumens tranchans , ou des remèdes inconvenables et sans effet.

Le Squirre ou dureté du sein par quelques portions, forme autant de glandes quelquefois séparées , et constitue une maladie des plus communes ; son indolence et sa mobilité ne rassurent point , mais il ne faut pas croire bien des gens qui disent que le cancer vient à toutes ces tumeurs, puisque l'on a vu bien des femmes porter toute leur vie , sans inconvénient, ce que l'on appelle des glandes au sein. Les jeunes filles , même des garçons, aux époques de la puberté en sont quelquefois attaqués ; dans ce cas comme dans les autres, il faut consulter des gens éclairés pour décider s'il y a lieu à faire ou ne pas faire des remèdes. Une observation frappante, est celle d'une femme qui avoit déja eu plusieurs enfans qu'elle n'avoit pas nourri : elle avoit quelques glandes squirreuses, dont elle n'était pas incommodée ; elle devint enceinte encore une fois, elle accoucha heureusement, on l'empêcha de nourrir son enfant, on lui appliqua plusieurs remèdes, les douleurs survinrent, la maladie augmenta, l'ignorance, l'impéritie et la triple charlatanerie l'ont conduit au tombeau. Combien d'exemples trop malheureuses, de pareils évènemens pour lesquels nous n'avons point de loix.

Le Cancer se distingue en occulte ou caché, et en cancer ouvert et caractérisé. On peut porter le premier pendant long-tems, comme trente et quarante ans, sans augmentation ; mais si on l'irrite par la compression ou l'application des remèdes contraires, il peut alors s'enflammer, s'ouvrir ; il s'ulcère et devient affreux : la cessation des règles jointes aux maladies morales, aux inquiétudes, peuvent aussi donner lieu à ce redoutable changement. Il est annoncé par une démangeaison ou prurit extraordinaire qui se change en douleurs vives; la tumeur s'emflamme, devient livide; il se forme des veines noires et variqueuses, qui, par leur disposition, ressemblent aux pattes d'écrévisses, et lui ont fait donner le nom de Cancer. Lorsqu'il est ouvert, une humeur ichoreuse et brûlante en découle, l'ulcère devient de jour en jour plus large, plus profond, ses bords produisent des chairs fougueuses et deviennent ensuite calleuses ou dures; les douleurs sont aiguës, les malades perdent le sommeil; l'appétit étant perdu, le chyle devient mauvais, delà les humeurs et le sang se vicient avec d'autant plus de gravité, qu'il s'y trouve joint d'autres vices qui donnent plus d'intensité à la maladie.

On emploie contre cette cruelle maladie, des remèdes dont on peut tirer quelques avantages, sur-tout s'ils sont alliés à ceux qui peuvent attaquer un vice dominant.

Mais si le succès ne répond pas à l'attente, il est plus sage de les abandonner pour s'en tenir à des moyens palliatifs. Il vaut mieux, comme l'on dit, vivre avec son ennemi que de le tourmenter ou chercher à le détruire. L'extirpation à laquelle quelques malades ont le courage de se soumettre , peut quelquefois procurer une guérison radicale ; mais tous les cancers n'en sont pas susceptibles. Ceux qui ne présentent pas de grandes adhérences , et lorsque les malades n'ont point le sang vicié et qu'ils ne sont point en quelques sortes désorganisés, l'opération réussit, si elle est bien faite. La mauvaise constitution et la foiblesse , l'adhérence aux nerfs, aux vaisseaux considérables, aux membranes , aux parties tendineuses , la carie ou suppuration des os , sur-tout si le sang est vicié et qu'on n'a pas tenté de corriger ; c'est faute de savoir juger de ces diverses complications et d'avoir attendu trop tard , que l'opération devient infructueuse et hâte même la perte.

Je pourrois m'étendre d'aventage , mais mon intention n'étant que de donner des conseils à celles qui sont exposées à tant de maladies ; heureux si j'ai pu atteindre ce but. C'est dans ces vues que j'ai cru devoir publier cet avis , le répendre, offrir des moyens de guérison , et éviter des opérations douloureuses.

D'autres que moi peuvent aussi guérir, je n'ai point la sotte prévention de me dire plus habile que les célèbres professeurs et autres qui honorent l'art de guérir par des connaissances et des talens distingués. Mais plus de trente ans d'études et de pratiques continuées avec la plus grande assiduité ; et dont les succès sont reconnus et prouvés par le nombre des personnes qui m'ont accordés leur confiance, sont de surs garans pour celles qui se présenteront attaquées de maux de sein négligés ou maltraités ; comme gonflemens, inflamations, douleurs, gerçures, crévasses du mamelon, lait grumelé, glandes engorgées par une lymphe épaisse et visqueuses tendantes au cancer, abcès, suppuration, yai-til, une ou plusieurs ouvertures d'où s'écoulerait le lait, la lymphe ou matières du pus, les dépôts laiteux dans d'autres endroits que le sein, enfin, les maladies que l'on appelle laiteuses sont autant de parties auxquelles je me suis adonné tout entier pour en procurer la guérison par les moyens dont je me suis servi. Ils sont doux et faciles à employer ; ils calment et appaisent toutes douleurs aussitôt qu'on en fait l'application, ils guérissent enfin avec la plus grande célérité et à l'étonnement des personnes et des officiers de santé qui en ont eu connaissance.

Si les gens aisés et ceux qui ne le sont pas reçoivent les mêmes soins et les remèdes convenables, ils me prouvent également leur recon-

naisance,

(15)

naissance , et je suis aussi satisfait d'avoir guéri
gratuitement le malheureux indigent, que de rece-
voir des autres ce que la générosité et les moyens
permettent.

Le local que j'occupe est si avantageusement
situé par la gaîté , la commodité , et le bon air
qu'on peut y respirer , que plusieurs malades
veulent être traités sous mes yeux , je leur ad-
ministre tous les soins avec les égards et le se-
cret que peuvent exiger les différentes maladies
et les accouchemens que l'on veut dissimuler.
Beaucoup de malades viennent aussi se faire
penser et traiter des maladies externes ou chirur-
gicales pour lesquelles je suis connu , et évitent
par là bien des dépenses , me contentant d'une
légère retribution pour chaque pensement.

Le prix de la pension est selon les maladies
et les conventions faites en y entrant ; mais pas
moins de 3 francs par jour.

Les consultations sont gratuites.

Je me transporte de jour ou de nuit partout où
je suis appellé ; la franchise , la loyauté et le dé-
sintéressement ont toujours été le mobile de ma
conduite.

On est prié d'affranchir les lettres.

B

Réflexions sur les Maladies prétendues Laiteuses,
sans nier l'existence des vrais ,

Nous croyons faire plaisir à nos lecteurs de joindre à cet avis des reflexions qui ne nous appartiennent pas en entier ; messieurs Assalini fils médecin à Turin, Alphonse Leroy médecin de paris, et Cruiksane chirurgien anglais nous ont fourni ces passages propres a jetter du jour sur la matière dont il y est question et dispenssera de la recherche des auteurs Nous y avons ajouté celles qu'une pratique de trente ans nous à furni.

Lorsqu'une maladie survient aux femmes en couche, pourquoi dira-t-on que c'est toujours le aît, qui s'est porté au cerveau pour y causer une phrénésie, une apopléxie ou une épilepsie laiteuse, et s'est épanché dans le tissu des muséles, et des ligamens capsulaires pour exciter un rhumatisme articulaire laiteux ; qu'ils s'est porté aux poulmons pour donner lieu a une pleurésie a une hémophtisie laiteuse quoique l'on voie que le crrchats sont formés par du pus et non du lait ?

Si dans une femme, par la délicatesse du tempérament , ou par quelques autre cause , les

mamelles ne se gonflent pas dans la grossesse,
ni après l'acouchement, c'est alors surtout que
l'on craint les ravages du lait qui n'a pas été formé. Si une telle femme vient a tousser, si elle
se plaint de douleurs de tê e ou de quelques autres
parties du corps, c'est le lait di-t-on, qui s'est
porté sur les différentes parties ; s'il lui survient
une fièvre quelconque, on l'attribu au lait, on
traite la malade en consequence sans faire atten-
tion au phlog stique du sang, a l'irritabilité de
la fibre et des organes afiectés, qu'elle sera l'issue
d'une maladie ainsi traitée ?

Si les mamelles ont toujours été dans un état
de vacuité, si elles n'ont pas séparé une seule
goutte de lait, comment pourra-t-on imaginer
qu'il y a du lait mêlé avec le sang ? ce serait selon moi prétendre trouver de la bile sans foie et
sans versicule ; du suc pancréatique sans pancréas,
ou bien de la semence sans organes secretoires.
Dans cette circonstance, il existe bien dans le sang
plus de lymphe coagulable ; mais ce n'est pas
du lait, et elle ne le serait devenue que si elle
avait été filtrée et élaborée dans les mamelles.

Si un accouchement accompagné de perte de
sang considérable, à affaibli une femme au point
qu'il en soit résulté des mauvaises digestion, la

cacochimie en est la suite , le lait ne peut se for-
mer , la malade est d'une pâleur extrême pendant long-tems , et si on ne parvient pas à la ré-
tablir , il se forme une infiltration de lymphe
dans le tissu cellulaire, pourquoi appeller cette
maladie une anasarque ou bouffissure laiteuse ce
que l'on nomme communement lait répandu.

On ne dit pas que l'hydropisie du bas ventre,
de la poitrine ou du perricarde qui peuvent quelque fois survenir ne soient formé par du lait lorsqu'il a été filtré et élaboré dans les mamelles ,
mais si dans le cas contraire , c'est de la lymphe
qui s'est épanchée dans le bas ventre, dans la
poitrine ou dans le péricarde , pourquoi dire que
c'est le lait et appeller cet épanchement laiteux
et vouloir traiter la malade avec les anti-laiteux
c'est la précipiter au tombeau?

Quelques femmes après l'accouchement sont
sujettes a une maladie que M. Levret , à appellé
engorgement laiteux dans le bassin et dont les
extrémités inférieures sont quelque fois affectées
au point que quelque unes ne peuvent se soutenir
et marcher. Hunter, ainsi que plusieurs autres né
concevant pas comment le lait pouvait se porter
a ces parties et produire une pareille maladie se
contentaient de dire , que par l'effet d'une dispo-

sition vicieuse la cuisse enfloit, devenoit doulou-
reuse et ottait la faculté de se soutenir et marcher
On observe ordinairement que cette maladie pa-
rait quelque jours après l'accouchement. Les malades commencent à se plaindre d'une douleur
au pli de l'aine, en peu de tems la partie s'enfle,
la tumeur s'étend avec une grande célérité, de-
puis les grandes lèvres, le long de la cuisse et de
la jambe jusqu'a l'extrémité du pied, la partie
conserve sa chaleur naturelle, et n'est pas en-
flammée extérieurement; la tumeur est égale
dans toute l'extrémité, elle est plus consistante
que dans l'anasarque, cette maladie arrive à celles
qui ont eu du lait comme à celles qui n'en ont
pas eu, si l'on fait des scarification a cette partie,
il n'en sort aucuns fluides, elle est très égale, lui-
sante et pâle; elle est également consistante au
tact dans toute ses parties, si l'onen excepte celles
ou le tissu cellulaire est infiltré.

Monsieur White, en considérant les symptomes
et les affections particulieres de cette maladie,
pense qu'elle ne dépend pas toujours d'un lait
épanché dans cette partie, il croit que la cause
n'est autre chose que la lymphe deviée de sa
route et étendue dans la peau, le tisssu cellulaire
et les muscles de la cuisse, de la jambe et du

B 3

pied. Il dit que la matrice pendant la grossesse, selon le volume, le poids et la position de l'enfant, appuyant sur les bords du bassin, comprime les vaisseaux qui passent sur le ligament du Poupart, pour entrer dans le bassin, et que cette compression retient et empeche la circulation de la lym-phe dans les extrémités inférieures de l'un ou des deux côtés; que dans le tems de l'accouchement cette pression augmente, et que les vaisseaux dé-jà remplis sont comprimés encor plus par la tête de l'enfant sur les bords internes du bassin. La lymphe ne pouvant plus rétrograder par la réaction très forte des valvules, force la résistance des parois des vaisseaux lymphatiques, et s'étend peu à peu dans le tissu cellulaire, les mucles et la peau de toute l'extrémité. Il en résulte une tumeur, élastique, égale, luissante, pâle et qui ne supure pas. En effet, à quoi bon recourir au lait porté dans la partie pour expliquer la formation de cette maladie puisque la lymphe ayant trouvé des obs-tacles à son retour, a suffi pour faire le mal.

On a vu que cinq livres de lymphe se sont écoulés en trois jours d'une petite plaie faite à la partie interne de la cuisse, où quelque vais-saux lymphatiques avoient été coupés. On peut juger par cet exemple de la quantité qui est portée et reportée dans toutes les parties du corps ; c'est une partie de cette lymphe qui, selon M. White, sort des vaissaux qui sont fortement comprimés et rompus pendant l'accouchement.

On a vu, à l'Hotel-Dieu de Paris, survenir un œdême considérable à la cuisse et à la jambe gauche d'un homme au quel on avoit emporté un testicule bien malade, avec une partie du scrotum exulcéré : quelques jours après l'opération, le malade promettait une prompte guérison, mais peu de tems après on vit survenir un œdê-me à la cuisse du côté de la partie affectée. La tu-meur étoit si considérable que le pied, la jambe et la cuisse paroissoient être trois fois plus volumi-neuses qu'a l'ordinaire ; une pareille tumeur surve-nue a une femme nouvellement accouchée auroit été prise pour un épanchement de lait, et parcon-sé quent mal traitée conformément à ce préjugé.

Il y a peu de chirurgiens qui n'aient vu dans le cours de leur pratique, des vaissaux lymphatiques ouverts en faisant une saignée du bras ou du pied, il en résulte un écoulement que l'on a peine a ta-rir et que l'on prendrait pour du lait si cetait une femme : cet écoulement est égal si c'est un homme.

On a vu sortir du nombril de deux femmes un

pus blanc et égal qui avoit la couleur et l'apparence du lait, pendant plusieurs mois qu'elle ont vécu; il y a plusieurs exemples de cette affection chez les femmes nouvellement accouchées, et on pourroit croire que c'est une métastase laiteuse, si on n'observait pas cette même maladie chez les hommes ainsi que chez les femmes qui n'ont jamais eu d'enfans. Dans la salle des opérations de l'Hotel-Dieu de Paris, un homme de quarante ans, ou environ, s'appercevant que son ventre se tumefioit, se fit au tour du corps un bandage très-fort et très-serré, il s'en suivit une ouverture fistuleuse au nombril, qui pendant sept mois, donna issue a un pus très blanc et qui ressemblait a celui des deux femmes dont il vient d'être parlé.

Un jeune homme scrophuleux a l'Hotel-Dieu de Chartres, avoit une supuration considérable à l'articulation du pied, le pus qui en sortoit étoit très blanc, semblable au lait; Monsieur Bardet, dont jétais l'élève avec Monsieur Philipe actuellement chirurgien en chef, nous fit cette remarque eh bien, ne dirait-on pas que c'est du lait! c'est le suc nourricier, c'est du chile mêlé avec la sinovie de l'articulation.

A l Hotel-Dieu d'Orléans, une jeune fille de

dix a onze ans , avoit une tumeur considérable à
la région épisgastrique que le médecin prenoit
pour une plénitude de la versicule du fiel , elle
n'avoit aucun symptôme b lieux M. Rochoux
premier élève qui demeuroit avec moi chez M.
Delacroix chirusgien en chef du dit Hotel-Dieu ,
soutint au médecin que ce n'étoit pas une plénitude
de la versicule du fiel , mais bien une maladie du
pancréas , l'enfant mourut , nous en fimes l'ouverture , et nous avons trouvé une poche au pancréas qui n'étoit point encore détruit , elle conte-
noit près d'une pinte de suc pancréatique absolu-
ment semblable au lait , cette fille étoit scrophu-
leuse.

Monsieur Arphonse Leroi , médecin de Paris,
dans son essai sur l'histoire naturelle de la grossesse et de l'accouchement, dit , j'ai vu des amas
de sérosité , et de matière coagulée parfaitement
semblable à du lait, dans des jeune gens morts de
cachexie écrouelleuse. On parle beaucoup de dépôts laiteux mais on ne sçait pas encore bien
quel est le mécanisme de la formation et de la
secretion de cette liqueur dans l'économie de la
femme.

Monsieur Cruikshane chirurgien anglais , dit ,
une femme quelques jours après l'accouchement,

est quelque fois attaquée de frisson, et autres sympttomes de la fièvre, sont lait disparait la fiè_ vre continue et la malade meurt; en faisant l'ouverture du corps on a souvent trouvé en pareil cas la cavité de l'abdoméne remplie d'un fluide couleur de petit lait, mélé de lames d'une matière blanche coagulée; plusieurs dans cette circonstance, ont attribué la fièvre a ce que le lait passe du sein dans les vaissaux sanguins, et supposant que les apparences qu'ils voyoient dans l'abddmen provenoient du lait, ils lui ont donné les noms de dépôts laiteux, hydropisie laiteuse. Je ne dispute nullemut que dans ces cas le lait ne soit absorbé; mais je pense qu'il ne feroit point de mal dans les vaissaux sanguins. Les apparences qu'on voit dans l'abdomen appartienent particulièrement a l'inflammation du péritoine, et s'y seroient trouvés de même si la malade eut été un homme au lieu d'une femme. Le fluide couleur de petit lait, non clarifié, est le fluide des surfaces considérablement augmenté et mêlé de pus, et la matière caillée est la lymphe coagulabe qui est constament répendue sur les surfaces enflammées et qui viennent a supuration.

Voila de ces observations qu'il est indipensable de remettre sous les yeux des officiers de santé

chaque fois que l'occasion s'en présente ; et citer
au public sonvent trop crédule et trompé par l'i-
gnorence et l'impéritie , elles doivent être regar-
dées comme modèles d'une infinité d'autres qui
restent a faire sur mille sujets aussi interessans
que ces maladies prétendues laiteuses.

Que d'écueils à éviter ! Que de choses à dire de
ces jaloux présomptueux qui ne veulent pas re-
connaitre leurs erreurs ! il condamnent des malades qui cependant guerissent , ils repondent d'autres malades que l'ont voit périr deux jours après,
ils sedisent les seuls capables de traiter la petite
vérole, et ils n'ont pu sauver leurs propres enfans,
comment prétendre qu'introduire son doigt dans
l'anus d'une femme en mal d'enfant, et que cela
avance de quatre heures l'acouchement ! toucher
souvent une femme en ce moment et dire qu'il
faut l'accoucher de force ? ils se servent des
instruments sans miséricorde ; mais le plus beau,
c'est que pour prouver la guérison de certaines
maladies secrettes , ou ils proposent a quelques
dames de leur faire des garçons à volonté, les jette
brusquement sur un lit, et se font payer fort
chèr de leurs travaux et belles prouesses ! etc,

O , Ignari.... ! O , fallaces.... !
Sic ne Semper Filucia Abuteris ? .....?

Nota. Cet avis et ces réflexions sont extraites d'un traité des maladies du sein, et des maladies laiteuses ; où j'exposerai les faits de pratique appuiées d'observations et des remèdes ; qui m'ont réussi comme de ceux qui ont été infructueux : cet ouvrge parraitra aussitôt que je pourrai le livrer à l'impression.

De l'imprimerie de GAUTHIER, rue des Arcis, N°. 11, à Paris.

www.ingramcontent.com/pod-product-compliance
Ingram Content Group UK Ltd.
Pitfield, Milton Keynes, MK11 3LW, UK
UKHW022240070726
13613UKWH00005B/2038